AF299141

DE

L'ENTORSE DU GENOU

PAR

Henri HENNART,

Docteur en médecine de la Faculté de Paris,
Ancien externe des hôpitaux de Paris.

PARIS

A PARENT, IMPRIMEUR DE LA FACULTÉ DE MÉDECINE

Rue Monsieur-le-Prince, 31.

1874

DE

L'ENTORSE DU GENOU

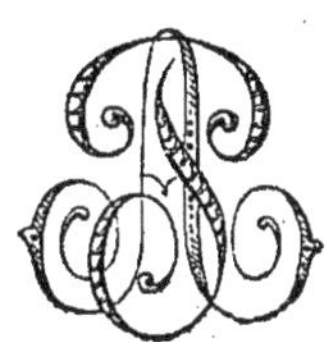

Paris. A. Parent, imprimeur de ... Faculté de Médecine, rue Mr-le-Prince, 31.

DE

L'ENTORSE DU GENOU

PAR

Henri HENNART,

Docteur en médecine de la Faculté de Paris,
Ancien externe des hôpitaux de Paris.

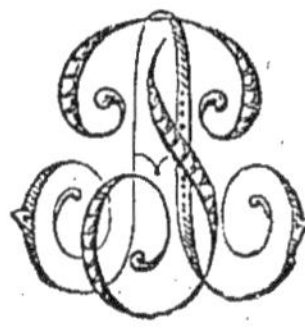

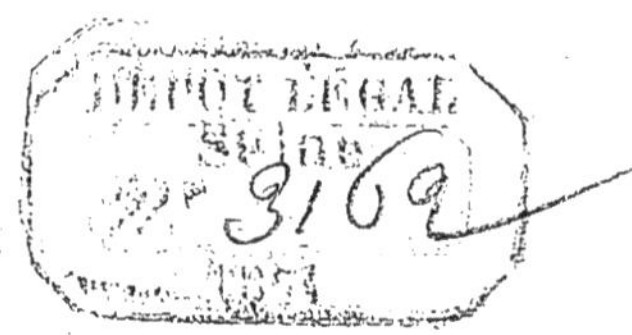

PARIS

A. PARENT, IMPRIMEUR DE LA FACULTÉ DE MÉDECINE
Rue Monsieur-le-Prince, 31.

1874

DE

L'ENTORSE DU GENOU

Ubicumque......

INTRODUCTION.

Le sujet que nous nous proposons d'étudier, dans ce travail, n'a pas trait à une question nouvelle, non plus qu'ignorée : l'entorse du genou n'est pas rare, d'autres la disent fréquente. Toujours est-il que les services hospitaliers de Paris comptent chaque année un certain nombre d'accidents de ce genre, et c'est après en avoir vu quelques-uns, dans la dernière période de nos études, que l'idée nous est venue d'en faire l'objet de notre travail inaugural. Nous pouvons ajouter toutefois que la fréquence relative de cette lésion nous a bien peu servi, car les recherches que nous avons entreprises à cet égard nous ont montré que l'entorse du genou n'avait fait l'objet d'aucune description spéciale.

Observateur d'hier, nous nous sommes trouvé sans autres ressources que des articles d'ensemble où l'on ne *signalait* l'entorse fémoro-tibiale qu'à propos d'une des particularités de son mécanisme, la contraction musculaire exagérée ! Nous devons néanmoins à la vérité de dire que nous n'avons pas rencontré partout le même silence que dans nos traités classiques, et que nous avons recueilli des documents précieux dans le Traité des maladies des articulations de Bonnet (de Lyon), ainsi que dans l'article malheureusement trop court que M. Panas a publié dans le *Dictionnaire de médecine pratique*.

En raison de la rareté des travaux sur cette matière, et de l'aridité du sujet, nous espérons que nos juges ne se montreront pas trop sévères s'ils ne trouvent pas dans ces quelques pages un exposé complet de la question. Quant à nous, nous pourrons nous déclarer satisfait si l'on nous accorde qu'en raison de la fréquence et des conséquences quelquefois fâcheuses que peut entraîner cette affection, nous n'avons pas fait œuvre inutile en appelant sur ce point l'attention du médecin.

Avant que d'aborder notre sujet, nous tenons à remercier M. Tillaux, chirurgien de l'hôpital Lariboisière, à qui nous devons trois de nos observations, et qui de plus nous a autorisé à entreprendre, à l'amphithéâtre des hôpitaux, des expériences cadavériques que le manque de temps nous a empêché de multiplier.

Nous ferons deux parties de notre travail.

La première comprendra les causes, le mécanisme et l'anatomie pathologique de l'entorse; dans la seconde nous passerons en revue les symptômes, le diagnostic, le pronostic et le traitement sur lequel nous ne nous étendrons du reste que fort peu.

PREMIÈRE PARTIE

CHAPITRE Ier.

Historique. — Quand on parcourt les auteurs anciens pour y rechercher des documents relatifs à l'entorse, on est étonné de leur silence, et l'on se demande comment une maladie aussi fréquente a pu passer si long-temps inaperçue. Il n'en est rien cependant, et il est probable que cette maladie a été connue de tout temps. Si nous ne la trouvons pas spécifiée dans les écrits des vieux pathologistes, c'est que, guidés par des idées théo-riques différentes des nôtres, ils la regardaient comme une luxation légère et l'étudiaient avec cette classe de maladies.

Et pourtant, lorsque l'on réfléchit un tant soit peu à la façon dont une luxation se produit, dans un ginglyme par exemple, on est forcé de reconnaître que, pour que les rapports normaux des surfaces articulaires aient été modifiés, il est tout à fait indispensable qu'il y ait eu préalablement distension, tiraillement, et même rup-ture des ligaments destinés précisément à assurer le fonctionnement harmonique de cette articulation.

Pour les articulations serrées comme les ginglymes, bridées de toutes parts, ainsi que le genou, par des liga-ments très-forts, nul doute n'est possible : le moindre

déplacement ne peut se produire qu'après avoir primitivement lésé un de ces liens articulaires.

Nous voyons donc, à l'aide de ces quelques considérations, qu'il y avait une place très-légitime dans le
cadre pathologique pour une nouvelle affection desti-
née à remplacer le premier degré de la luxation des
anciens auteurs.

C'est à cette maladie particulière que Dyonis, Lamotte,
Boyer, Richerand, etc., ont donné le nom d'*entorse*.

Étymologie. — L'entorse, vulgairement *foulure*,
διάστρεμμα, *distorsio*, du verbe *intorquere*, tordre, tourner
de travers, est donc le tiraillement, la distension, la
rupture même des ligaments d'une articulation, à la
condition que les os qui la composent n'aient subi aucun déplacement sensible. Les auteurs du *Compendium*
vont du reste nous en donner une excellente et complète définition :

« Sous cette dénomination, dont le sens étymologique
exprime plutôt la cause que la nature même de la maladie, on comprend diverses lésions des parties articulaires, résultant de mouvements faux ou forcés, lésions
qui peuvent varier depuis le simple tiraillement jusqu'à
l'attrition, la rupture des parties molles, et même des
extrémités osseuses ; mais qui ne se compliquent ni de
la déchirure des téguments, ni d'aucun changement
appréciable et permanent dans les rapports naturels des
surfaces par lesquelles les os se correspondent.

Ainsi, le grand caractère de l'entorse, celui qui en
fait une affection spéciale, ne repose pas seulement sur
la lésion des ligaments, mais sur la persistance du rapport des surfaces articulaires.

Eh bien, cette lésion, qui au premier abord n'a pas l'air bien considérable, peut, en raison de la facilité avec laquelle se prête le genou au développement des phénomènes inflammatoires, être suivie, de même que les autres maladies de l'articulation fémoro-tibiale, de graves accidents. On peut en trouver la raison : 1° dans sa fréquence ; 2° dans la négligence que l'on apporte ordinairement dans le traitement d'une entorse légère, négligence qui n'est souvent portée que trop loin ; 4° enfin, dans les erreurs de diagnostic, car il est évident que cette affection passe souvent inaperçue.

Fréquence. — Nul n'ignore que les articulations par ginglyme soient le siége de prédilection de la maladie que nous étudions. En effet, l'entorse du genou n'est pas rare. M. Panas la regarde comme celle que l'on rencontre le plus habituellement après celle du pied. D'autres auteurs estiment plus communes celles du coude et du poignet, et établissent ainsi l'ordre de fréquence :

Le cou-de-pied,

Le poignet,

Le coude,

Le genou,

La hanche,

L'épaule,

et en dernier lieu les symphyses du bassin.

Nous nous rangerons du côté de M. Panas, car nous doutons fort que l'entorse du coude, par exemple, ait été plus souvent rencontrée que celle du genou.

CHAPITRE II.

ÉTIOLOGIE.

D'une façon générale, nous pouvons dire que : toute action violente qui tend à porter l'articulation fémoro-tibiale au delà de ses bornes, ou dans un sens autre que celui dans lequel elle exécute ordinairement des mouvements, produira une entorse si elle est douée d'une puissance suffisante.

Division. — Nous diviserons les causes si variées qui peuvent déterminer l'entorse du genou en deux grandes classes : dans la première nous rangerons les causes mécaniques ou prochaines de l'affection, dans la seconde, les causes prédisposantes que nous étudierons d'abord au point de vue de l'état général du sujet, et ensuite eu égard à la disposition spéciale de l'articulation qui nous occupe.

Causes mécaniques. — L'entorse du genou s'observera quand une violence suffisante aura porté sur la partie externe de l'articulation, ou lorsque, dans une chute, la jambe un peu fléchie, et en abduction ou en adduction, viendra à supporter seule le poids du corps. On la rencontrera encore dans le cas de rotation brusque, ou de la jambe, ou de la cuisse, pendant que l'une ou l'autre de ces parties du membre seront maintenues dans l'immobilité.

Il n'est pas généralement facile, à propos d'un cas
déterminé d'entorse, d'en indiquer le mécanisme : habituellement le malade ne donne que des renseignements bien vagues, alors qu'ils ne sont pas tout à fait
erronés. Au moment de l'accident il souffre atrocement,
et se préoccupe bien peu du sens dans lequel était alors
tournée sa jambe.

Pourtant, voilà ce que nous croyons pouvoir avancer
en fait d'explications, dans l'hypothèse d'entorse interne
du genou, variété du reste de beaucoup la plus fréquente. La force agit de manière à augmenter l'angle
saillant que forment en dedans le tibia et le fémur à
leur rencontre. Telle est du reste la théorie que donne
Jules Cloquet (Dictionnaire en 21 volumes, article *Entorse*), et pour nous elle est la vraie, car d'après les cas
d'entorse que nous avons vus, comme aussi d'après
ceux que nous relatons, et pour lesquels on pourrait
également invoquer ce mécanisme ; c'est presque toujours la partie interne de la jointure qui subit la consé-
quence du mouvement vicieux, et pourtant la force extérieure a sensiblement agi sur le côté externe.

De plus, en raison de la luxation temporaire du condyle fémoral, en même temps que le ligament est dis-
tendu, il est encore pressé dans une direction fâcheuse
pour lui, et dans ce cas, pression et distension concou-
rent à produire la déchirure.

Malgré cela, cependant, en raison de l'existence du
manchon fibreux qui, au genou, entoure tout l'article,
nous ne voudrions pas trop localiser à un ligament les
effets de la distension et de la pression, et nous croyons
qu'elle s'exerce sur les différents points de l'articula-

tion, quoique se manifestant davantage à l'endroit que nous venons d'indiquer.

A la rigueur, l'entorse pourrait encore survenir par suite d'une élongation générale et à peu près uniforme des liens articulaires, produite par des tractions excessives sur l'extrémité d'un membre.

Dans ce mécanisme spécial, il y a toujours extension et contre-extension : seulement celle-ci peut être exercée par le patient qui cherche à se préserver de violences soit plus graves, soit plus étendues. Dans cette avulsion, qui n'est point instantanée, mais successive, et procède dans l'ordre de résistance des tissus, on n'observe parfois que les lésions anatomo-pathologiques de l'entorse, lorsque les tractions ont cessé juste au moment de la rupture ou de l'allongement de la capsule fibreuse.

Une des causes manifeste, quoique moins fréquente de l'entorse, et cependant capable de produire des lésions étendues, c'est l'entorse par *torsion*, ainsi que nous le verrons plus loin.

Enfin, la *contraction musculaire* s'exerçant normalement peut-elle produire l'entorse? Simon Duplay, dans son traité de pathologie externe, dit qu'au genou elle peut résulter d'un mouvement forcé de flexion. La chose nous paraît difficile : avant que l'articulation ait pu être tiraillée et le mouvement de flexion forcée un tant soit peu accusé, le contact de la jambe et de la cuisse l'arrête complètement. Et du reste voici ce que nous trouvons à ce propos dans la thèse de Balladonne (Paris, 1858), et qui se rapporte parfaitement à notre sujet.

« La contraction musculaire, d'après quelques faits cités dans l'histoire, paraîtrait au contraire s'opposer à la production de l'entorse. Pour que cette dernière ait lieu, il est nécessaire que les muscles soient surpris dans un instant de relâchement, autrement la plus grande force suffira à peine à produire cet effet. Nous pouvons citer le supplice de Damiens comme preuve de ce qui vient d'être annoncé. Cet homme fut exécuté pour avoir tenté d'assassiner Louis XV. Quatre jeunes chevaux furent attachés à ses jambes et à ses bras, et on leur fit faire des efforts répétés pour séparer ses membres de son corps sans pouvoir y parvenir; après cinquante minutes les exécuteurs furent obligés de couper les muscles et les ligaments pour opérer son démembrement. On avait été obligé de faire la même chose en 1610 pour Ravaillac...

Telles sont les causes mécaniques; examinons maintenant les causes prédisposantes.

Causes prédisposantes. — Nous les trouverons: 1° dans l'état général du sujet; 2° dans la disposition particulière de l'articulation.

Pour en finir de suite avec cette dernière cause, nous répéterons ce que nous avons déjà dit : à savoir que les ginglymes étaient les articulations le plus souvent affectées d'entorse : or le genou est un ginglyne imparfait.

Pour ce qui est des causes prédisposantes *générales*, nous avons d'abord :

L'âge. C'est chez l'adulte que l'on rencontre le plus souvent l'entorse : dans la vieillesse les os se rompent plus facilement que les ligaments. A ce propos, nous dirons que l'on a quelquefois prétendu qu'en s'ossifiant, les ligaments devenaient plus résistants. S'ils s'ossifiaient réellement ils n'en seraient que plus fragiles. La plupart du temps il n'y a pas transformatoin du tissu, mais un simple dépôt calcaire autour et souvent à la surface externe seule des ligaments.

L'enfant plus agile, évitera les mouvements faux ou forcés et la grande laxité de son tissu fibreux rendra plus difficiles les déchirures. Le décollement des épiphyses, voilà ce que l'on trouvera chez lui.

Le *sexe* peut avoir son influence. En effet, l'axe de la cuisse étant plus oblique de haut en bas et de dehors en dedans chez la femme que chez l'homme, cette disposition anatomique ne facilitera-t-elle pas le diastasis ? Cazeaux indique même la grossesse qui rendrait les chutes plus fréquentes à cause de la proéminence de l'abdomen qui empêche la femme de voir les obstacles que ses pieds peuvent rencontrer.

La *constitution lymphatique ou scrofuleuse*. Nous ne savons jusqu'à quel point une constitution lymphatique ou scrofuleuse peut constituer une prédisposition à l'affection que nous étudions, mais comme nous trouvons cette cause consignée partout nous la signalons en passant.

Les auteurs ont admis aussi une laxité originelle ou acquise des ligaments ; sans maladie à proprement parler du genou, comme pouvant avoir une certaine influence.

Une cause qui paraît avoir plus de valeur que celles que nous venons de mentionner, c'est l'existence d'une ancienne hydarthrose qui aura affaibli et relâché les ligaments, et qui devra constituer une prédisposition incontestable.

Enfin, nul ne l'ignore, il n'y a pas d'individu qui

sous l'influence de la cause la plus légère soit plus pré-
disposé à contracter uns entorse que celui à qui la
chose est arrivée déjà. Nous dirons en terminant l'é-
tude de ces causes, que Dupuytren prétendait que les
récidives étaient plus fréquentes quand il y avait eu simple élongation que quand les ligaments avaient été déchirés.

CHAPITRE III.

ANATOMIE PATHOLOGIQUE.

L'anatomie pathologique de l'entorse du genou n'é-
tant pas faite, nous serons obligé, imitant du reste en
cela les auteurs contemporains, de mettre largement à
contribution le traité des maladies des articulations de
Bonnet. Nous avions entrepris dans le même sens des
expérimentations cadavériques que nous aurions vive-
ment désiré multiplier afin de pouvoir discuter, le cas
échéant, les résultats auxquels était arrivé le fameux
chirurgien de Lyon. Malheureusement le temps nous
faisait défaut, les sujets étaient rares et nous avons été
dans la nécessité de finir ce travail beaucoup plus vite
que nous l'eussions voulu. Quoique pour ces raisons le
nombre de nos expériences soit relativement restreint,
nous avons l'intention d'indiquer sommairement, quand
nous le trouverons utile, les résultats que nous aurons
obtenus.

Nous allons donc, avec Bonnet, passer en revue les lésions que peut produire l'entorse dans chaque tissu.

1° *Effets physiques produits sur le tissu cellulaire par les mouvements forcés imprimés aux articulations.*

Le tissu cellulaire placé sous la peau, entre les muscles et les os, est toujours déchiré. La peau décollée dans les expériences, présentera sur le vivant du gonflement et des ecchymoses, suites nécessaires de la déchirure du tissu lamineux.

2° *Effets physiques sur les vaisseaux et sur les nerfs.*

Intacts, quand ils ont un certain volume, déchirés quand ils n'ont qu'un petit calibre.

3° *Effets physiques produits sur les muscles, etc.*

Lorsqu'ils sont déchirés dans un mouvement forcé, c'est à l'union des fibres charnues et des fibres tendineuses que se fait la solution de continuité. Les gaînes aponévrotiques des tendons sont fortement déchirées, et ceux-ci abandonnent au niveau des jointures le sillon qui leur est destiné.

Effets physiques des mouvements forcés sur les ligaments.

Quant ils sont étroits et à fibres épaisses et serrées comme au genou, ils sont assez puissants pour arracher les surfaces d'implantation et déterminer la fracture d'une extrémité osseuse.

Les *os* mêmes pour Bonnet sont *déplacés,* et c'est par ce déplacement des os qu'il explique les diverses lésions des parties molles situées autour des articulations. Il donne à ce déplacement momentané, bien entendu, le nom de luxation *temporaire.*

Voilà d'une façon genérale et sommaire les désordres qu'amène un mouvement forcé dans une articulation quel que soit le mécanisme. Précisons davantage maintenant et en *exagérant les mouvements normaux* de l'articulation fémoro-tibiale, puis en déterminant des mouvements dans le sens où elle n'en exécute pas physiologiquement, voyons quelles seront les lésions physiques que nous obtiendrons.

(*a*) Extension forcée. — 1° *Le mouvement d'extension forcée sur les cadavres d'individus avancés en âge, ou de mauvaise constitution*, a produit 7 fois sur 8 expériences (le fémur était brisé une fois immédiatement au-dessus des condyles), la fracture du tibia ; et chose étonnante, les fragments restaient rapprochés par l'intermédiaire des tissus fibreux périarticulaires.

2° *Sur des individus adultes et bien constitués* l'extension forcée quand elle est poussée assez loin pour que la jambe fasse avec la cuisse un angle droit ouvert en avant, dilacère les muscles demi-tendineux, jumeaux et poplité, déchire le ligament postérieur à sa partie moyenne et arrache les ligaments croisés de leurs insertions fémorales le plus souvent, rarement de leurs adhérences au tibia. Pour Bonnet les muscles ne se déchireraient que secondairement, c'est-à-dire après les ligaments croisés postérieurs. Les ligaments latéraux peuvent être aussi arrachés du fémur, quelquefois même les cartilages semi-lunaires se détachent en partie, mais leur extrémité postérieure reste adhérente au tibia. Dans aucun cas les vaisseaux et nerfs poplités n'ont présenté de lésion manifeste.

3° Enfin, *chez les jeunes sujets* l'exagération du même mouvement a produit, comme chez ceux avancés en âge, la fracture des extrémités articulaires, rarement toutefois au niveau de l'épiphyse avec le corps de l'os.

Hennart.

2

(*b*) FLEXION FORCÉE. — Le mouvement forcé de flexion ne produit rien : le contact des faces postérieures de la jambe et de la cuisse ayant lieu avant même que l'articulation éprouve une distension douloureuse.

(*c*) MOUVEMENTS FORCÉS DE LATÉRALITÉ. — A l'état physiologique, les mouvements de latéralité sont absolument nuls entre la jambe et la cuisse, en raison de la disposition des surfaces articulaires, et de la brièveté des ligaments. Cependant supposons que la cuisse ou la jambe soit solidement fixée : rien n'empêche que l'une ou l'autre partie dans ce cas soit entraînée latéralement par l'action d'une violence extérieure ; il peut, dans ces conditions, se produire une entorse, une fracture, et même une des variétés de luxations incomplètes que l'on a décrites. Nous allons voir du reste quels sont les résultats auxquels est arrivé Bonnet.

(*d*) ADDUCTION FORCÉE DE LA JAMBE. — Remarque. *Le mouvement forcé a été continué jusqu'à ce que la jambe ait fait avec la cuisse un angle de* 90° *ouvert en dedans.*

Après un tel mouvement la jambe reste dans l'adduction, fléchie en même temps modérément sur la cuisse et portée dans la rotation en dehors. Les ligaments croisés, le ligament latéral externe et le postérieur sont arrachés à leurs insertions fémorales. Les muscles poplités et la courte portion du biceps sont également déchirés.

Nous avons répété l'expérience, du côté des muscles et des vaisseaux, nous n'avons rien trouvé de spécial à signaler. Une fois cependant dans un mouvement forcé d'adduction de la jambe sur la cuisse, nous avons pu constater que la tête du péroné avait été arrachée par le ligament latéral externe qui, cette fois, avait résisté.

Le condyle externe faisait dans ce cas une saillie très-
sensible.

Dans une seconde expérience dont nous donnons la
description detaillée, nous sommes arrivé, sur un sujet
adulte, à produire une fracture par arrachement du
condyle externe. Voici du reste dans quelles conditions.

Le 13 mars 1874 un sujet adulte est couché sur une
table d'amphithéâtre, le corps portant sur le côté gauche.
On amène le membre inférieur droit jusqu'au bord de
la table, de telle façon, que la partie interne du genou
donne sur le rebord. Pendant que deux aides, appuyant
fortement sur la partie externe de la cuisse, maintien-
nent le genou fixé, on imprime un vigoureux mouvement de bascule à la partie du membre qui dépasse le
bord de la table. Dans ce mouvement l'on cherche à fléchir le genou latéralement et sur le côté interne de l'articulation. Deux craquements successifs se font entendre,
le premier plus faible, le second plus fort, plus crépitant, si nous pouvons nous exprimer ainsi. Au moment
où l'on suspend ce mouvement d'adduction forcée la
jambe forme avec la cuisse un angle latéral externe
d'environ 70°, dont le sommet se trouve dirigé en dehors.
On observe en outre une légère saillie du condyle externe du fémur.

Dissection. — On enlève la peau, le tissu cellulaire
sous-cutané ; le grand surtout ligamenteux ne présente
que quelques légères éraillures. On dissèque avec pré-
caution le muscle biceps fémoral jusqu'à son point d'insertion à la tête du péroné. Au-dessous de l'insertion
de ce muscle qui ne présente aucune déchirure de ses
fibres, on trouve le ligament latéral externe sous la

forme d'un cordon cylindrique, mais beaucoup plus mince qu'à l'état normal. Un certain nombre de ses fibres se sont en effet brisées à leur insertion osseuse, et une partie seulement d'entre elles a pu résister à l'influence de la traction. Sous l'insertion supérieure du ligament latéral externe, on observe une fracture du condyle externe du fémur, qui, située à la face interne de ce condyle, se termine au-dessus de l'insertion du ligament croisé. Il en résulte un fragment osseux adhérant en dedans au ligament croisé et libre en dehors de toute attache avec le ligament latéral externe. Il s'agit donc ici d'une fracture par arrachement d'une portion du condyle externe du fémur. Le ligament croisé paraît avoir été surtout la cause de cet arrachement, puisque nous l'avons trouvé encore adhérent au fragment osseux.

Au moment où l'on pratiquait sur la jambe, le traumatisme indiqué ci-dessus nous avons perçu deux bruits : il est probable que le premier, plus faible, tenait à la déchirure partielle du ligament latéral externe, tandis que le second était dû à l'arrachement du condyle fémoral. On peut admettre, pour expliquer le mécanisme de cette fracture, que c'est grâce à l'élongation du ligament latéral externe que la résistance du ligament croisé a pu être mise en jeu, et a déterminé secondairement la fracture.

(*e*) ABDUCTION FORCÉE DE LA JAMBE (portée seulement jusqu'à produire un angle de 45°).

La jambe, contrairement à ce qui se passait dans l'*adduction* provoquée, *reste dans l'abduction et la rotation en dedans*. Le tibia et le fémur se subluxent du côté de l'angle interne que forme dans ce cas la jambe avec le fémur ; aussi le condyle interne de cet os est-il saillant sous les téguments. Le jumeau interne, le ligament latéral interne, ainsi que le postérieur sont déchirés, le ligament croisé antérieur est detaché du fémur, le postérieur reste fortement accolé contre la surface articulaire du condyle externe.

Nous avons repris aussi cette expérience, et nous n'avons produit, comme grosse lésion, que l'arrachement bien net du ligament latéral interne à son insertion fémorale. Le muscle jumeau interne était en partie déchiré, et le manchon fibreux qui, de toutes parts, entoure le genou présentait à peu près l'aspect d'une vieille toile que l'on a tirée dans le sens de sa longueur. Il était criblé d'intervalles plus ou moins réguliers.

(*f*) La rotation forcée de la jambe sur la cuisse amène la fracture du tibia à sa partie moyenne et celle du péroné à sa partie supérieure, l'articulation restant intacte.

A défaut d'anatomie pathologique, cette étude artificielle des lésions que peuvent entraîner à leur suite les mouvements forcés, vient en aide au chirurgien qui, voyant qu'en dehors de l'entorse tout à fait légère, il peut avoir affaire à des lésions profondes de l'articulation, que la vue et le toucher ne peuvent lui révéler, institue un traitement énergique qui ne peut tourner qu'à l'avantage du malade.

Nous n'entreprendrons pas d'indiquer ici les lésions secondaires consécutives aux entorses ; cette étude nous mènerait trop loin. Nous dirons avec Bonnet qu'il n'est pas une maladie chronique des articulations qui, suivant la prédisposition des malades, ne puisse se développer après elle.

SECONDE PARTIE

CHAPITRE PREMIER.

SYMPTOMATOLOGIE.

§ I.

Au moment même de l'accident se manifeste la douleur, qui variera d'intensité suivant le degré de l'entorse et qui, d'après les auteurs, pouvait être assez vive pour déterminer une syncope.

Il est évident que, la plupart du temps, la chose ne va pas jusque-là, et que la douleur, toute intense qu'elle soit, peut être supportée par le patient. Pour nous rendre un compte suffisant de son intensité, nous n'avons qu'à nous rappeler que les ligaments sont forts et puissants, et qu'il faudra, par conséquent, une violence énorme pour opérer leur tiraillement ; à plus forte raison pour amener leur déchirure, soit partielle, soit totale. Cette douleur, heureusement de courte durée, a pourtant profondément retenti sur l'organisme de l'individu qui l'a perçue ; il jette quelquefois un grand cri, et l'on voit souvent son front baigné d'une sueur froide. Si toutefois il n'est pas tombé, il cherche autour de lui un appui, et la jambe un peu fléchie, il reste pendant quelque temps immobile, n'osant bouger ni remuer, car le moindre mouvement spontané ou communiqué réveille aussitôt la douleur. Sa cause, du reste, a été diversement interprétée.

Bichat prétendait qu'elle reconnaissait, pour cause la sensibilité propre des ligaments.

J.-L. Petit l'attribuait à la distension des tendons et de leurs gaînes.

Dupuytren, reprenant les expériences de Bichat, mettait à nu un ligament, y versait différents acides, le brûlait, le coupait même sans que l'animal donnât aucun signe de souffrance; mais dès qu'il le tiraillait avec une pince, l'animal se débattait en poussant des cris.

Cette douleur enfin, pour d'autres auteurs, aurait pour origine la déchirure des filets nerveux qui rampent dans le tissu cellulaire sous-cutané, et non la distension et la déchirure des ligaments eux-mêmes.

Nous croyons, pour notre compte personnel, que cette douleur n'a pas un principe unique résidant dans tel ou tel tissu dont elle exprimerait pour ainsi dire l'état de souffrance. La douleur vive, déchirante, instantanée du début peut être consécutive, sans nul doute, à la déchirure des filets nerveux que nous trouvons au niveau des articulations ; mais la synoviale froissée, tiraillée, déchirée doit aussi entrer dans le contingent de cet élément douleur qu'elle modifiera certainement dans ses qualités et dans sa durée. Quelquefois, le malade vous indique de lui-même l'endroit le plus douloureux de l'articulation ; d'autres fois, cette douleur paraît moins bien limitée, et ce n'est qu'en exerçant une pression bien localisée sur différents points du genou, que vous arriverez à établir où siége la sensation douloureuse avec son summum d'intensité.

C'est le plus souvent à la partie la plus interne de l'articulation qu'on trouve la douleur la plus vive. Dans certains cas que nous appellerons types, en la cherchant avec un objet mousse, l'on arrive à l'obtenir avec un caractère d'acuité plus grande et d'une façon incontestable le long d'une ligne qui représentera précisément le trajet du ligament latéral interne.

De plus, en supposant un cas d'entorse interne du genou comme celui que nous rapportons dans l'observation de la nommée Masson (n° 1), nous pouvons trouver d'autres points douloureux qui correspondront à l'insertion de muscles qui jouent un rôle de contention important dans le fonctionnement régulier de l'articulation. Dans une de nos expérimentations, après avoir successivement sectionné le ligament antérieur, les ligaments croisés, ainsi que les deux ligaments latéraux, nous avons été frappé de la résistance qu'offrait encore l'articulation quand on voulait lui imprimer des mouvements de latéralité, et nous avons reconnu que les jumeaux en étaient en grande partie la cause. Il semble donc rationnel d'admettre que ces muscles soient, sinon déchirés, du moins fortement tiraillés chaque fois que l'articulation aura subi l'influence d'une violence extérieure ; c'est ainsi, du reste, que nous pouvons expliquer la douleur si bien localisée que présentait la femme sujet de notre observation. En effet, cette dernière ressentait une douleur telle sur la partie latérale interne du creux poplité, que l'on ne pouvait, avec un crayon, toucher cette région, surtout en haut, au niveau de l'insertion du jumeau interne, et à la moindre pression la douleur en cet endroit était assez vive pour qu'elle poussât immédiatement un cri. En dehors, nous trouvons aussi l'insertion du jumeau externe douloureuse, mais beaucoup moins que du côté opposé.

§ II.

La douleur n'est pas toujours le seul signe qui accompagne sur le champ le mouvement forcé, un autre symptôme peut avoir sa soudaineté, parce qu'il sera, si nous pouvons parler ainsi, le retentissement de la déchirure d'un autre tissu : nous voulons parler du *craquement*. — Ce symptôme n'a pas, à beaucoup près, la valeur séméiologique de la douleur, car des malades présentant tous les signes rationnels d'une entorse, ne l'indiquaient pas, alors qu'on les interrogeait à ce point de vue, tandis que d'autres le donnaient d'eux-mêmes en y insistant d'une façon toute particulière. Nous ne voyons pas la raison de cette différence; nous pouvons affirmer cependant avoir parfaitement entendu le craquement dans nos diverses expériences. Il ne nous répugne pas d'admettre que le craquement ne se produit qu'avec la déchirure du lien fibreux articulaire, et ne se fait pas entendre dans le tiraillement ou la simple élongation.

Nous en dirons autant de l'*ecchymose* dont nous parlerons de suite, quoique la physiologie pathologique de la maladie que nous traitons exige que nous fassions procéder son étude de celle du gonflement.

L'ecchymose peut ne pas se montrer dans la forme légère, mais elle sera de règle quand l'articulation aura été sérieusement atteinte. Elle n'apparaîtra pas d'emblée, mais seulement vers le troisième jour, marchant des parties profondes vers les parties superficielles. Notons, en passant, que ces taches ecchymotiques ne correspondent pas toujours aux parties distendues. L'extravasation sanguine peut se révéler sur les points qui ont été contus, ou, comme le fait très-bien remarquer Bonnet, plus ou moins loin de l'articulation sous forme de tache isolée; alors ces ecchymoses très-*douloureuses* seront l'indice d'une rupture musculaire, chose d'ailleurs assez fréquente dans l'entorse grave, si l'on en juge d'après les résultats fournis par l'expérimentation cadavérique. Il y a encore une autre signification de l'ecchymose plus ou moins éloignée de l'articulation malade; c'est, comme l'a démontré M. Verneuil pour l'entorse tibio-tarsienne, d'être l'indice d'une fracture indirecte produite par le mouvement forcé de l'articulation. Cette ecchymose, qu'elle que soit sa valeur symptomatique, donnera aux parties une teinte bleuâtre, marbrée, passera ensuite par diverses dégradations de teinte et de couleur, et persistera enfin vingt ou trente jours avant que d'être complètement effacée.

§ III.

Quoi qu'il en soit de tout ceci, un malade énergique pourra quelque temps après l'accident surmonter la douleur, et boîtant affreusement, il est vrai, reprendre sa marche. Les mouvements, quoique très-pénibles, restent possibles, et il est des cas où leur étendue en est même augmentée par la seule raison que les liens articulaires sont notablement allongés ou même déchirés. Nous ferons observer toutefois, nous basant en cela sur les sections sous-cutanées de ligaments que nous avons faites, que la division du ligament latéral externe par exemple n'amène tout au plus qu'un peu de flexion latérale, avec rotation en dehors de la jambe sur la cuisse, et qu'il serait impossible d'imprimer dans ce cas des mouvements de latéralité au côté opposé ; donc, nous sommes porté à croire que quand ils existent des deux côtés, on est en droit de soupçonner la déchirure des deux ligaments.

Quelques heures après l'accident, les choses changent singulièrement de face ; tout mouvement spontané ou communiqué devient impossible. Le membre augmente de volume, et le gonflement qui survient va croissant pendant les premières vingt-quatre ou trente-six heures.

Souvent le malade, à force de courage, a pu terminer sa journée, mais le lendemain matin, il trouve à son réveil son genou douloureux et tuméfié, et c'est en vain qu'il essaye quelques mouvements. Voici comment s'expriment, à propos du gonflement les auteurs du Compendium de chirurgie pratique : « Résultat de l'afflux des liquides appelés par l'irritation dans l'intérieur et autour de l'articulation, le gonflement suit l'accident de très-près et s'accroît pendant vingt-quatre ou trente-six heures. » Il est généralement limité à l'articulation, et plus accusé au point où a plus spécialement porté le mouvement anormal.

Ce gonflement altérera donc notablement la forme du genou, si, comme cela arrive si fréquemment dans l'entorse fémoro-tibiale, il y a en plus un épanchement dans la cavité articulaire, en un mot, s'il est compliqué d'hydarthrose.

Nous ferons remarquer avec les auteurs que ce gonflement passe par deux états bien distincts : au début,
ce n'est ni une infiltration pure et simple, ni une inflammation franche et réactionnelle, c'est pour ainsi
dire un état mixte où le chirurgien pourra analyser les
caractères dus à l'œdème et ceux qui tiennent du phleg-
mon. Les parties sont chaudes, tendues, élastiques, et
pourtant la peau conserve sa couleur naturelle, à moins
toutefois que le malade n'ait fait pratiquer au moment
de l'accident des frictions irritantes, afin de faire cesser
la raideur de sa jointure. Au bout de quelque temps la
peau s'animera au niveau de l'article malade, et lorsque l'inflammation se développera, les téguments
rougiront. Cette rougeur n'envahira pas toute l'articulation si on a affaire à une entorse légère ; on ne
l'observera que sur une petite étendue, eu égard au
gonflement dû à l'infiltration œdémateuse. Si l'entorse
est grave, nous voulons dire, si des téguments et des
muscles sont déchirés, si des parcelles osseuses ont été
violemment arrachées, alors tout disparaîtra devant
des phénomènes inflammatoires intenses, et nous nous
trouverons bientôt en face de tous les symptômes que
nous attribuons à l'arthrite traumatique aiguë.

Ainsi donc, en résumé, au genou comme pour les
autres articulations sauf l'hydarthrose qui semble y
être de règle : douleur, gonflement, gêne ou impossibilité absolue des mouvements, voilà les caractères or-
dinaires de l'entorse.

MARCHE, DURÉE, TERMINAISON.

Nous voici arrivé à une partie de notre travail que nous considérons comme délicate et difficile, en raison des modes de terminaison que pourra affecter la maladie.

Etant donnée une entorse du genou, quelle en sera la marche, la durée et la terminaison? Voilà certes un problème bien complexe et dont bien des éléments nous feront défaut.

Disons de suite que les conditions dans lesquelles se présenteront les malades peuvent varier à l'infini avec le degré de l'affection, la violence extérieure, l'âge, la constitution du sujet, le mode de traitement, etc., etc. M. Panas nous citait le cas d'un concierge qu'il avait soigné pour une entorse du genou, et, qui, deux ans après, sans présenter rien d'anormal au point de vue de la liberté des mouvements, souffrait encore beaucoup de sa jointure; pourtant chez lui, plus de gonflement périarticulaire, pas de liquide dans l'articulation. Nous rapporterons encore le cas d'un individu, excellent marcheur, qui contracta, il y a cinq ans, une entorse du genou, et qui maintenant se trouve dans l'impossibilité de faire une course de plus d'une demi-heure. Malgré toutes les précautions qu'il prend pour éviter un faux pas, l'affection a récidivé deux fois et à chaque fois l'épanchement articulaire s'est produit, et le malade a été condamné pendant plus d'un mois au repos le plus absolu; aujourd'hui le genou malade est encore plus volumineux que celui du côté sain, et le patient insiste tout particulièrement sur la tendance qu'a son genou à

glisser en dedans. Comme le malade est doué d'une excellente constitution, il est à croire que, dans ce cas,
cette faiblesse de l'articulation ainsi que son engorge-
ment sont dus à l'insuffisance du traitement ou plutôt
à sa mauvaise direction. L'épanchement, qui chez lui
est survenu très-vite, a fait croire à une hydarthrose
simple que l'on a combattue par les vésicatoires. L'immobilisation de la jointure n'a jamais été faite, en sorte
que l'inflammation subaiguë chronique qui a persisté
a dû amener une altération telle des ligaments, qu'une
cause auparavant insuffisante peut aujourd'hui produire l'entorse chez le malade dont nous parlons. Nous
ajouterons que l'hydarthrose consécutive à l'entorse
peut singulièrement prolonger le cours de la maladie,
en admettant même que tous les désordres physiques
de l'articulation, si nous pouvons nous exprimer ainsi,
soient réparés. Nous remarquons aussi que pour le genou l'action du poids du corps, la difficulté de l'immobilisation que le malade acceptera difficilement sont
d'une influence énorme sur la terminaison plus ou
moins rapide de l'entorse. Une fois que le symptôme
douleur aura disparu, il sera bien difficile pour le médecin de faire comprendre à un ouvrier courageux, par
exemple, que sa guérison n'est pas complète; les re-
commandations seront vaines, le malade reprendra son
travail, et s'il n'éprouve pas de rechute, vous pourrez
cependant lui retrouver, longtemps après le premier
accident, un genou tuméfié, induré, plus chaud qu'à
l'état normal. L'âge avancé du malade, sa constitution
un peu affaiblie, sont encore des circonstances fâcheuses;
car chez le vieillard la résistance des tissus est faible,
de plus, grande est la difficulté de la réparation des

désordres locaux; l'économie pare d'abord au plus pressé, elle assure le fonctionnement des grands systèmes, et ne songe qu'ensuite aux vicissitudes des petits.

Tout ceci s'adresse à l'entorse même légère; cependant il ne faudrait pas trop charger le tableau, et nous croyons être dans le vrai en disant que si l'entorse est très-légère, ce qui équivaut à ce que les gens du monde appelleront un faux pas, quelques jours d'un repos complet au lit suffiront pour tout faire rentrer dans l'ordre, si le sujet est jeune et d'une bonne santé habituelle.

Dans les cas de gravité moyenne, chose que nous ne pouvons définir, attendu que l'état actuel de la science ne nous permet pas de faire correspondre ce degré à la lésion de tel ou tel tissu, dans ces cas, disons-nous, qui sont du reste les plus fréquents, la douleur, le gonflement et la tension diminuent peu à peu, l'ecchymose, si elle existe, se résout graduellement passant du noir au violet, puis au jaune, les mouvements se rétablissent et prennent de jour en jour plus de force et d'étendue. (Compendium de chirurgie.)

La guérison, si le traitement est bien conduit, demandera environ deux mois; plus de temps, au contraire, si le malade est indocile ou imprudent, car il pourra faire d'une entorse légère un accident sérieux.

C'est dans ces conditions que persisteront les douleurs, la gêne des mouvements due à une raideur articulaire; c'est aussi alors qu'il restera du liquide dans l'articulation, et la tension et le gonflement persistant l'on peut alors, chez des sujets prédisposés, voir se dérouler à un moment donné tous les symptômes d'une tumeur blanche.

Enfin, comme nous avons déjà eu occasion de le dire, comme l'articulation qui nous occupe est ginglymoïdale et que la résistance de ses robustes ligaments n'a pu être vaincue que par une violence énorme, les désordres peuvent être considérables. Dans les cas très-graves nous pourrons trouver, ainsi que nous l'a appris l'anatomie pathologique, le tissu cellulaire, les ligaments et les synoviales déchirés, les muscles dilacérés, les cartilages semi-lunaires même détachés : c'est donc à un délabrement complet de l'articulation que nous pouvons avoir affaire. Dans de telles conditions, on peut se trouver en face des accidents les plus graves ; les symptômes de l'arthrite suraiguë domineront alors la scène, et des phénomènes nerveux inquiétants pourront alors se manifester. Il va sans dire que l'ankylose deviendra dans ces conditions la terminaison la plus heureuse.

Nous pouvons donc dire d'une façon générale que l'entorse du genou est la plupart du temps une affection sérieuse, parce que de deux choses l'une : ou bien le mouvement forcé, quelle qu'en soit la cause, ne produit rien ou bien il entraîne avec lui l'entorse, et comme il lui a fallu une grande énergie d'action, le désordre qu'il amène impliquera une certaine gravité.

OBSERVATIONS.

Nous devons deux des observations qui vont suivre à l'extrême obligeance de M. le professeur Tillaux dans le service duquel il nous a encore été donné de recueillir la première. Nous le prions de nouveau de vouloir bien agréer l'expression de notre vive gratitude.

OBSERVATION I.

Masson (Marie), 32 ans, domestique, entre le 21 février 1874, salle Sainte-Jeanne, à l'hôpital Lariboisière, service de M. Tillaux. Elle portait une malle très-lourde entre les bras, lorsque, voulant poser le pied droit sur la première marche d'un escalier, elle fut entraînée par le poids du fardeau en arrière et en dehors. Le membre gauche en cet instant supporta à lui seul le poids du corps et du fardeau. Le tronc s'inclina du côté gauche; à ce moment la malade sentit une vive douleur dans le genou, oscilla et tomba sur le sol. On la transporta à l'hôpital.

On observe à son arrivée une tuméfaction assez notable au niveau de la patte d'oie; pas de liquide dans l'articulation du genou, douleur assez vive tout le long du trajet du ligament latéral interne, surtout à son extrémité inférieure. La tuméfaction de toute la région interne du genou est produite par du sang épanché, soit dans le tissu cellulaire, soit dans la bourse séreuse de la patte d'oie. A la partie postérieure on constate une vive douleur sur la partie latérale interne du creux poplité, surtout en haut, au niveau des insertions du jumeau interne. On peut à peine toucher cette région, la malade pousse immédiatement un cri. Il y a aussi de la tuméfaction et de l'empâtement dans ce point. En dehors, l'insertion fémorale du jumeau externe est douloureuse, mais beaucoup moins que celle du jumeau interne.

On observe aussi un léger degré de flexion latérale de la jambe sur la cuisse au côté externe de la jointure. Il est facile d'exagérer cette flexion en portant la jambe en dehors; mais, comme le ligament latéral interne se trouve tiraillé dans cette manœuvre, la malade manifeste sur-le-champ sa douleur par un cri.

Hennart.   3

Lorsque l'on percute le genou par l'intermédiaire du pied et de la jambe, il n'y a pas de douleur vive au niveau de l'articulation. Il en est de même quand on essaie de petits mouvements de flexion et d'exten-sion. La pression de la rotule sur les condyles fémoraux n'est pas sensible pour la patiente. L'articulation, avons-nous dit, ne renferme pas de liquide, les petits mouvements qu'on y détermine n'occasionnent aucun frottement : elle est donc absolument saine.

En présence de tous ces symptômes, absence de si-gnes de lésion articulaire, délimitation exacte de la douleur au niveau du ligament latéral interne, M. Til-laux porte le diagnostic d'entorse du genou par flexion latérale externe, avec épanchement de sang dans la bourse séreuse de la patte d'oie et dans le tissu cellu-laire sous-cutané.

OBSERVATION II.

Maisonhaute (Abel), âgé de 20 ans, journalier, entré le 22 janvier 1874, service de M. Tillaux.

L'avant-veille ce malade fit une chute et ne put se relever. Au moment de l'accident il n'entendit aucun craquement, quelque temps après on lui appliqua au genou 8 sangsues.

Examen. — Déformation du genou qui est très-gonflé. Tous les mou-vements peuvent s'exécuter. Il n'existe aucune fracture; pas de liquide dans l'articulation; les mouvements provoqués ne sont pas douloureux, ce qui éloigne l'idée d'une arthrite aiguë. La pression, au niveau des ligaments latéraux, est très-douloureuse; la douleur, parfaitement limi-tée, cesse au-dessus et au-dessous de ces ligaments. Diagnostic, entorse du genou.

Traitement. — Massage, repos. Mécanisme. Le malade descendait un escalier, il a glissé sur le pied gauche; dans un mouvement spon-tané pour éviter la chute, il s'est rejeté brusquement en arrière et à droite. Le poids du corps se trouvant en ce moment uniquement sup-porté par la jambe droite, il s'est produit une flexion latérale au niveau du genou, flexion qui diminuant l'angle obtus formé par la cuisse et le tibia, a produit le tiraillement des ligaments, surtout du ligament latéral interne.

19 février. Le malade va à Vincennes. Le genou est plus volumineux

qu'au début. Les dépressions latérales ont disparu et on y trouve une fausse fluctuation analogue à celle que produisent les fongosités.

Nous avons revu le malade deux mois après sa sortie, à la consultation. Il souffre toujours du genou : en fléchissant la jambe, il perçoit, dit-il, des craquements qui l'obligent quelquefois à s'arrêter. Nous cherchons les craquements qu'il nous indique, nous ne les trouvons pas. La flexion seule est douloureuse, les mouvements de latéralité n'existent plus. Le genou est toujours gonflé, il ne paraît pas y avoir de liquide dans la cavité articulaire. — Le malade insiste sur le bien-être qu'il éprouve en se sentant le genou serré et fortement maintenu, en raison de la tendance qu'a la jambe à tourner en dedans. — On engage le malade à porter une genouillère.

Observation III.

Barrier (Antoine), 52 ans, cocher, entré le 29 mai 1873 à l'hôpital Lariboisière, service de M. Tillaux. Tombé, il y a cinq jours, de son siége ; le malade ne peut pas dire au juste comment.

Examen. — Le génou gauche est le siége d'un gonflement considérable, qui envahit également toute la partie supérieure de la jambe qui est œdématiée et présente une *ecchymose* très-étendue déjà en voie de disparition. Vers la tubérosité antérieure du tibia, il y a une surface de la largeur d'une pièce de 5 francs, qui est violacée. Epanchement considérable dans l'articulation.

Le malade n'a pu se relever après sa chute, il est resté ne pouvant faire le moindre mouvement avec sa jambe.

Aujourd'hui, il ne peut soulever le talon du lit, mais quand on lui prend la jambe pour la lever, il n'éprouve pas de douleur appréciable. En revanche, il y a des mouvements latéraux très-accusés dans la trochlée articulaire et ceux-ci ne sont pas douloureux.

Diagnostic.—Entorse très-forte de l'articulation du genou avec épanchement articulaire.

Traitement. — Immobilisation dans une gouttière ; eau blanche.

12 août. Le malade sort guéri.

OBSERVATION IV.

François M..., cocher de fiacre, âgé de 37 ans, entre le 27 février 1874 à l'hôpital Lariboisière, service de M. Panas.

Cet homme raconte, qu'il y a huit jours environ, il reçut au genou gauche un coup de pied de cheval, il indique même la partie interne de l'articulation comme ayant été celle qui fut atteinte.

A la suite de ce traumatisme, le genou gonfla quelque peu, un léger épanchement articulaire survint.

Plusieurs plaques ecchymotiques, actuellement jaunâtres et disséminées sur la jambe gauche, sont, avec l'épanchement, les deux seuls signes de la lésion le jour de l'entrée du malade. Le membre est maintenu dans une immobilité absolue au moyen d'un appareil plâtré placé dans le sens de l'extension et s'étendant à 10 centimètres au-dessus et au-dessous de l'article. La résorption de cet épanchement étant presque complètement effectuée, cet appareil est retiré le 3 mars et des mouvements sont permis et conseillés au malade. Celui-ci ne peut marcher qu'en tenant le membre inférieur dans une extension complète; toute tentative de flexion même légère détermine de la douleur. Cette difficulté de la locomotion que n'explique pas la très-petite quantité de liquide encore contenu dans la cavité articulaire, persistant les jours suivants, M. Panas crut à l'existence d'une lésion non reconnue le jour de l'entrée du malade.

En mettant l'articulation tibio-fémorale dans la demi-flexion, voici ce qu'on put constater : La main gauche étant placée sur la partie interne du genou gauche, tandis que la main droite saisit la jambe un peu au-dessus de l'articulation tibio-tarsienne, si on essaie d'imprimer des mouvements de rotation on constate que ceux-ci qui, à l'état normal, sont, comme on le sait, très-bornés dans la demi-flexion et impossibles dans l'extension du membre inférieur sont non-seulement exagérés, mais donnent lieu à la production *d'un bruit de claquement* que l'on perçoit aisément, et très-facile à reconnaître comme le résultat du choc de la tubérosité interne du tibia contre le condyle fémoral correspondant. Ce phénomène ne se produit pas du côté externe de l'articulation. M. Panas croit que dans ce cas, il y a *rupture d'un des deux ligaments croisés.* Il resterait à déterminer lequel est le siége de la lésion. L'immobilité absolue du membre est de nouveau obtenue au moyen d'un appareil plâtré, qui fixe encore le genou malade.

Observation V.

Mme X..., blanchisseuse, âgée de 40 ans, n'ayant jamais eu d'affection articulaire, et douée d'une excellente santé, portait, le 27 décembre 1873, une charge très-lourde de linge mouillé, quand faisant un faux pas sur le sol glissant, elle sentit sa jambe tourner fortement en dehors. Elle perçut, en même temps qu'une douleur très-vive et parfaitement limitée au niveau de la partie interne de l'articulation tibio-fémorale, un *léger craquement*. Elle fut plus d'une demi-heure sans pouvoir continuer son chemin. Au bout de ce temps, elle reprit sa route et travailla le reste de sa journée, ainsi que le lendemain, malgré le gonflement survenu la nuit. Une maladie d'yeux qu'elle contracta à ce moment l'obligea à un repos de trois semaines : malgré cela les mouvements étaient toujours douloureux, le genou toujours gonflé, si bien que les yeux guéris, elle ne put se remettre au travail.

Elle prit conseil d'un médecin, qui lui déclara alors qu'elle « avait de l'eau dans le genou », il lui fit appliquer des vésicatoires, et de plus lui prescrivit des badigeonnages à la teinture d'iode.

Au bout de quelque temps, n'éprouvant de ce traitement aucune amélioration, elle se décida à entrer à l'hôpital, on la reçut dans le service de M. Panas.

Nous lui trouvâmes à son entrée un peu de liquide dans la jointure un gonflement notable à son niveau causé surtout par une infiltration du tissu cellulaire périarticulaire. La percussion du genou par l'intermédiaire de la jambe et du pied, ne provoque pas de douleur vive au niveau de l'articulation. Les mouvements de flexion et d'extension sont un peu douloureux; la pression de la rotule sur les condyles n'est pas sensible non plus pour la malade. Pas de frottement accusé par les mouvements qu'on développe dans l'articulation : elle est donc en raison de tous ces signes absolument saine. De plus, quand on veut porter la jambe en dehors et que partant l'on tend ainsi le ligament latéral interne, la malade pousse un cri de douleur, ainsi que quand on exerce une pression sur le trajet du même ligament.

Diagnostic. — En raison de ces signes, M. Panas pose le diagnostic : entorse du genou.

Traitement. — On applique à la malade un appareil plâtré qu'elle garde quinze jours. Au bout de ce temps la tuméfaction a disparu, mais elle accuse encore une extrême raideur articulaire et de la douleur à la marche.

20 mars. Elle quitte l'hôpital presque guérie, n'ayant plus qu'un gonflement articulaire.

OBSERVATION VI.

Gosselin, Clinique chirurgicale de la Charité, t. I, p. 631, rapporte le cas
d'entorse du genou suivant :

Un charretier de 42 ans, en sautant à terre de la hauteur de son cheval, sur lequel il était assis de côté, se tordait comme il le dit lui-
même la jambe. Il a senti un craquement assez fort et n'a pu se relever.
On l'a apporté à l'hôpital il y a quinze jours. Nous avons trouvé chez lui
la même apyrexie que chez le précédent (le malade dont il est question
dans l'observation à laquelle fait allusion l'auteur, n'a eu qu'une contusion du genou), et les mêmes symptômes fonctionnels et physiques :
impossibilité des mouvements, douleur vive quand le malade voulait en
faire ou que l'on cherchait à lui en communiquer, un peu de chaleur,
enfin un gonflement léger et de la fluctuation. De plus, en faisant assujettir solidement le bas de la cuisse par les deux mains d'un aide, et pre-
nant moi-même le bas de la jambe avec une main, puis, la portant
alternativement à droite ou à gauche, j'ai trouvé que des mouvements
latéraux avaient lieu au niveau de l'articulation. Plaçant ensuite mes
deux mains, l'une au-dessus du genou pour assujettir le fémur, l'autre
au-dessous, et portant la seconde et avec elle le haut du tibia alternativement en dehors et en dedans, j'ai senti que cet os se transportait un
peu dans chacun de ces deux sens. Ainsi donc, nul doute : il y avait
une mobilité latérale anormale. C'était un de ces cas d'entorse dans lesquels la distension des ligaments, au lieu de donner une lésion occulte
ou larvée, comme cela arrive si souvent au pied, avait été suivie d'une
déchirure soit des ligaments latéraux, soit des ligaments croisés. C'était,
en un mot, une entorse avec déchirure des ligaments.

OBSERVATION VII.

Ballandonne. Thèse Paris, 1858.

Le nommé J... (Ernest-Pierre), fusilier à la 2e compagnie, 1er batail-
lon du 96e régiment de ligne, est entré à l'Hôtel-Dieu de Rouen, le 24
avril 1857, dans la salle 7, pour *entorse du genou droit*. Deux jours auparavant ce militaire, dans une premenade, avait fait un faux pas en
s'appuyant sur le bord interne du pied, le membre étant porté dans
l'abduction. Il en résulta une douleur peu vive limitée à la partie interne
du genou et un peu de gêne dans la marche. A son entrée à la salle 7,
lit n° 37, voici quel est l'état du blessé. L'articulation offre un peu de
gonflement sur ses parties latérales, c'est-à-dire qu'il y a un peu

d'épanchement dans la membrane synoviale sans soulèvement de la rotule ; pas de teinte ecchymotique. On peut explorer la partie malade sans déterminer la moindre douleur, excepté, toutefois, vers la partie interne du genou, où l'on sent une espèce de cordon cylindroïque, non interrompu, très-sensible à la palpation. Cet empâtement douloureux suit à peu près le trajet du ligament latéral interne de l'articulation fémoro-tibiale, et ce ligament peut être porté en avant ou en arrière. En agissant légèrement avec le doigt sur sa partie moyenne, on lui fait ainsi décrire un léger arc de cercle ; puis on sent une résistance qui indique que ce ligament n'est pas arraché ou déchiré à l'endroit de ses insertions.

Le premier jour, on prescrit au blessé des lotions avec l'eau blanche ; repos au lit.

Le lendemain matin, le chef de service ordonne 4 ventouses et un cataplasme arrosé d'eau de Goulard.

Le 1er mai, l'épanchement est résorbé, mais on sent toujours le même cordon, et ce dernier est encore sensible au contact.

Le 11 mai, il n'y a plus aucune tuméfaction ; le malade marche facilement.

Le 16 mai, il sort parfaitement guéri pour reprendre son service.

OBSERVATION VIII.

Marchal. Thèse Paris, 1857.

Le nommé M... domestique, âgé de 15 ans, a fait trois jours avant son entrée à l'hôpital une chute sur le côté droit en frottant le parquet. Le côté externe de l'articulation a porté sur le sol ; une douleur violente le force à interrompre son travail durant un quart d'heure. Néanmoins, il s'est remis à l'ouvrage, mais au bout de quelques heures la douleur et la tuméfaction sont devenues telles qu'il a dû s'aliter. Des applications d'eau blanche ont été faites sur le genou. La nuit a été agitée, des élancements dans l'articulation n'ont pas permis au malade de dormir. Le lendemain, 10 sangsues sont appliquées sur les côtés du genou qui est très-douloureux et très-tuméfié.

La seconde nuit est plus calme, et le malade entre à l'hôpital le 2 novembre, salle Sainte-Vierge, n° 13.

C'est un garçon bien constitué qui n'a jamais eu de maladies articulaires.

Le genou est tuméfié, la peau est rouge, chaude, tendue, les dépressions qui se trouvent normalement autour de la rotule sont effacées, et remplacées par des bosses fluctuantes ; la rotule est soulevée, on perçoit une fluctuation manifeste en embrassant l'articulation avec les deux mains. Le membre est placé dans l'extension, la flexion est possible mais à angle très-obtus seulement, la marche est douloureuse et difficile ; les douleurs spontanées sont nulles, l'état général est bon.

Traitement : repos, eau blanche.

Vingt-cinq jours après, le malade sort de l'hôpital. Le genou a repris son volume normal et toute l'intégrité de ses mouvements.

Évidemment, il nous manque des symptômes, et c'est l'hydarthrose que vise dans ce cas l'auteur de l'observation. Mais n'est-il pas admissible que l'hydarthrose ne soit ici que secondaire à une entorse du genou, passée inaperçue ?

OBSERVATION IX.

Gaudinot. Thèse Paris, t. XV, n° 463.

L'auteur rapporte dans sa thèse le cas d'un nommé Robert qui, marchant tranquillement dans la rue, glisse du pied gauche sur le pavé et sans perdre l'équilibre, ressent néanmoins au même instant dans le genou du même côté une douleur excessive, suivie bientôt d'un gonflement énorme. La station est devenue impossible. On le fait transporter chez lui, il se couche et passe la nuit dans des douleurs intolérables. Presse-t-on un point quelque part, veut-on lui imprimer un moindre mouvement, on détermine à l'instant des douleurs intolérables. Le genou présente à sa partie supérieure deux tumeurs fort distinctes : la rotule portée en avant est fortement écartée des surfaces articulaires. Le membre est maintenue dans une légère flexion.

Richerand et Jobert diagnostiquent un épanchement sanguin dans la cavité articulaire.

Dix jours après, les mouvements d'extension et de flexion s'exécutent facilement, mais le malade ne peut se tenir sur son membre malade. En outre, à mesure que l'articulation est revenue à son état normal, il s'est manifesté dans le mollet, sans cause appréciable, une douleur assez vive exaspérée par les mouvements des muscles de cette partie, laquelle ne présente, du reste, ni ecchymose, ni autre lésion.

Le mécanisme, la marche de cette maladie nous font croire, malgré le peu de détails donnés par l'auteur, à une entorse du genou grave et compliquée d'épanchement sanguin dans la cavité articulaire. La douleur du mollet serait-elle due ainsi que dans notre observation 1 à la déchirure de quelques fibres des jumeaux ? La chose n'est que peu probable, car il n'y a pas eu d'ecchymose.

CHAPITRE III.

DIAGNOSTIC.

Le diagnostic de l'entorse du genou est ordinairement facile, car sitôt après l'accident les signes sont positifs. Quelque temps après, il est vrai, le gonflement peut apporter obstacle aux investigations du chirurgien, et la douleur, quelquefois très-vive qu'éprouvera le malade, augmentera encore la difficulté ; mais il y a toujours en cas de doute les commémoratifs qui, dans bien des cas, seront d'un puissant secours.

Il ne suffit pas de dire s'il y a entorse ; la plupart du temps le diagnostic n'offre rien d'épineux, nous l'avons déjà dit. Mais il faudrait pouvoir indiquer quels sont les tissus qui ont été lésés et la nature des lésions qu'ils ont eues à supporter ; il faudrait pouvoir spécifier s'ils sont déchirés complètement ou simplement tiraillés, et, s'ils sont brisés, dans quelle étendue ils le sont. La synoviale pourra provoquer les mêmes questions ; est-elle déchirée, elle aussi ?

Y a-t-il des muscles rompus, des coulisses fibreuses ouvertes, des tendons déplacés, des cartilages rompus et déplacés aussi, et enfin des parties osseuses arrachées ou écrasées ?

Voilà, et l'énumération en est assez longue, tout ce

que comporte le diagnostic de cette maladie, que nous sommes habitués à considérer comme bien simple et à laquelle on ne daigne pas toujours pour cela accorder toute l'attention qu'elle mérite.

Et d'abord quelles sont les maladies avec lesquelles on pourrait confondre une entorse du genou?

La *contusion* qui se présente la première a bien des points de ressemblance avec l'entorse. Comme dans celle-ci habituellement on ne trouve la moindre lésion à la peau, car au niveau de la rotule, les téguments sont très-mobiles et il se produit un décollement du tissu cellulaire sous-cutané. De plus, nous avons vu que fréquemment survenaient dans l'entorse des épanchements articulaires, que l'on retrouve également dans la contusion. Néanmoins la douleur n'est pas la même dans cette dernière maladie que dans celle que nous étudions, et les causes enfin sont toutes différentes de celles de l'entorse.

Bien souvent *l'hydarthrose* a été diagnostiquée au lieu de l'entorse, dont elle n'était pourtant qu'une manifestation secondaire, et pourtant, dans l'hydarthrose primitive, indépendante de toute autre lésion, nous ne trouverons que le gonflement propre à l'épanchement et non le gonflement étendu à toute l'articulation et accompagné de douleur plus intense sur le trajet des ligaments.

Nous ne mentionnerons que pour mémoire la *luxation des cartilages semi-lunaires*, décrite par Hay et A. Cooper, sous le nom de dérangement interne du genou, de luxation incomplète de l'extrémité inférieure du fémur sur les cartilages semi-lunaires.

Voici les caractères distinctifs que l'on pourrait assigner à cette dernière maladie : 1° La luxation des cartilages semi-lunaires se produirait le plus ordinairement brusquement et dans un mouvement de rotation du genou ; 2° elle déterminerait une douleur vive, siégeant à la partie interne du genou, analogue à celle de l'entorse et qui pourrait vous induire en erreur, s'il n'était impossible d'imprimer au genou des mouvements volontaires, ce qui n'existe nullement dans l'entorse ; 3° elle disparaîtrait en imprimant au membre des mouvements brusques de flexion et d'extension, dont s'accommoderait très-mal l'entorse.

Le *diastasis* du genou (subluxation latérale de Charles Bell) n'est, à proprement parler, qu'une entorse du genou correspondant à celle que nous avons appelée de gravité moyenne. Que Malgaigne ait trouvé dans un cas la rupture du ligament interne et la capsule déchirée en travers, l'angle saillant du genou légèrement exagéré ; tout cela est produit par la section du ligament latéral interne. Dans une de nos expériences, après avoir coupé le ligament latéral interne de l'articulation, la flexion latérale du genou était très-nette, l'axe de la jambe était sensiblement dévié en dehors et le condyle interne faisait un peu saillie. De plus, le doigt porté au niveau de l'interstice articulaire pouvait produire un léger écartement de leurs surfaces, ce qu'il eût été impossible de faire de l'autre côté.

On conçoit que si une violence extérieure, s'exerçant sur le côté externe de la jointure, eût produit, par rapport au ligament latéral interne, la même solution de continuité que celle que nous venons de rapporter, la force continuant à agir eût pu occasionner, par le fait de la luxation temporaire dont nous avons parlé plus haut à propos du mécanisme, une déchirure même étendue de la capsule, sans que pour cela il y ait eu autre chose qu'une forte entorse.

De tout ceci il résulte pour nous que l'entorse explique suffisamment ce que l'on a décrit sous le nom de *subluxation latérale* du genou, et qu'il est probable que ces deux affections ne constituent que la même espèce morbide.

On a coutume de faire, en traitant l'entorse, le diagnostic différentiel d'avec la *luxation*. Quoiqu'il ne nous paraisse pas facile de commettre cette erreur pour l'articulation qui nous occupe, attendu qu'elle est superficielle et que la méprise n'a généralement lieu que pour les jointures profondément situées, nous dirons en deux mots qu'il y a difformité dans la luxation et que le changement de rapport des surfaces articulaires est permanent ; de plus les mouvements sont abolis dans la luxation et ne le sont pas primitivement dans n'importe quelle entorse. La déviation angulaire, dont nous parlions dans le paragraphe précédent et que nous attribuions à l'entorse, présente ceci de spécial, sur la luxation d'abord, qu'elle existe à un degré infiniment moindre et qu'ensuite elle pourra toujours être réduite, voire même par un effort approprié.

Voici maintenant un point de diagnostic difficile. Avons-nous affaire à une entorse ou à une fracture siégeant au voisinage de l'articulation fémoro-tibiale ?

Nous dirons de suite, sans attacher trop d'importance à la chose, que dans nos expériences, lorsque cherchant à produire une entorse, c'était au contraire une fracture que nous obtenions, le craquement alors avait quelque chose de plus sec, de plus crépitant, d'où, par analogie, quand le malade annoncera le craquement, l'on pourrait l'interroger à ce point de vue.

2° Un signe différentiel, qui a certainement plus de valeur que le précédent, c'est le suivant. C'est au siége de la fracture, quand elle existera, que l'on provoquera la douleur, et non au niveau des attaches ligamenteuses.

3° De plus, on pourra trouver les signes sensibles des fractures : mobilité anormale, crépitation, déplacement et déformation consécutive.

4° Dans bien des cas de fracture sus-condylienne et intercondylienne du fémur, le malade se trouvera dans l'impossibilité la plus absolue de faire aucun mouvement de son membre affecté, tandis que dans l'entorse, s'ils sont difficiles, c'est surtout à cause de la douleur, mais ce n'est pas par l'impuissance du membre.

Nous n'en avons pas encore fini avec le diagnostic. Nous savons maintenant que nous sommes en face d'une entorse, quel est le degré de la lésion ?

Nous sommes loin de prétendre qu'une appréciation rigoureuse et précise des différents désordres qu'a pu produire le mouvement forcé, ne puisse être d'aucune utilité ; mais dans les cas un peu graves, toute espèce d'exploration deviendra fatigante et inopportune, et pourra même entraîner à sa suite des accidents fâcheux pour le malade. On ne saurait, à notre avis, prendre trop de précautions quand il s'agit d'une jointure aussi susceptible que l'est le genou. Qui sait, en effet, si l'arthrite subaiguë consécutive au traumatisme et caractérisée alors, je suppose, par l'hyperémie et la congestion ne pourrait pas passer à l'état aigu, grâce aux manœuvres du chirurgien qui aurait voulu trop préciser son diagnostic.

Ces réserves faites, on pourra tirer de l'étude de certaines circonstances de précieuses indications pour apprécier l'étendue et la gravité des lésions. La violence de la force extérieure par exemple, la hauteur plus ou moins grande du lieu d'où se sera faite la chute, l'âge du sujet, son état général, tout cela pourra entrer en ligne de compte, et procurer quelques renseignements. La place et l'étendue des ecchymoses pourraient nous faire soupçonner des déchirures musculaires, ou nous mettre sur la voie d'une fracture : le degré et la nature de l'épanchement seraient aussi d'un certain poids dans la balance. Si la fluctuation n'est pas nette, si elle offre quelque chose de pâteux, surtout à la circonférence, nous aurons affaire à du sang épanché, ce qui voudra dire que la synoviale a été fortement lésée, beaucoup plus que si nous n'avions affaire qu'à un liquide hydro-hématique, lequel liquide comportera encore un degré de violence plus forte, et impliquera encore l'idée d'une lésion plus grave, que si l'épanchement n'était simplement constitué que par du liquide synovial.

Au moment de l'accident, l'exagération des mouvements normaux, la production de mouvemeuts nouveaux peuvent encore donner, au chirurgien exercé, une idée de l'étendue des désordres qu'ont éprouvés les ligaments.

Quelle que soit l'attention que l'on apporte à bien peser les moindres symptômes que peut présenter un individu atteint d'entorse du genou, l'affection peut être tellement compliquée, que nous pensons pouvoir affirmer que l'on ne pourra jamais que juger approximativement du siége et de l'étendue des lésions.

CHAPITRE IV.

PRONOSTIC ET TRAITEMENT.

§ Ier.

Pronostic.—La difficulté du pronostic viendra, comme
bien on le pense, de l'obscurité qui régnera, quoi qu'on
fasse, sur l'étendue des lésions.

Nous considérons, pour notre part, l'entorse du genou comme une maladie souvent sérieuse, car, pour
nous, un malade qui, par exemple, après six semaines
de traitement dans un service, sort de l'hôpital, peut
marcher, c'est vrai, mais est-il *radicalement* guéri ? Nous
en doutons fort. Revoyez le malade deux ou trois mois
après, il vous dira qu'il ne marche plus comme par le
passé, qu'il se fatigue vite, que sa jambe est faible,
que son genou est toujours resté plus gros que celui du
côté opposé, et qu'enfin, le soir, en raison de l'exercice
de la journée, il devient rouge, chaud, tendu. Disons
encore que souvent le malade viendra de lui-même,
après avoir patienté pendant quelques mois, vous demander si vous ne pouvez apporter aucun changement
à sa situation; alors on lui prescrit une genouillère
qu'il n'est quelquefois pas près d'abandonner. A partir
de ce moment, on le perd de vue; voilà ce qui arrive
généralement.

Le pronostic sera, en outre, modifié par une foule

de circonstances et un nombre infini de considérations que nous déclarons absolument incapable de grouper toutes ici.

D'une façon générale, nous dirons, pour les raisons que nous avons déjà énumérées : que l'entorse fémoro-tibiale, toutes choses égales d'ailleurs, est plus grave que celle des membres supérieurs, peut-être même que celle du pied, parce qu'il a fallu pour la produire une force plus grande que pour cette dernière.

L'entorse interne du genou doit être moins grave que l'externe, attendu qu'elle nécessite une force infiniment moindre que la seconde.

On nous concédera facilement que le pronostic variera nécessairement :

1º Avec le degré de la lésion (compliquée ou non de fracture des extrémités osseuses);

2º Avec la nature des accidents, soit primitifs, soit consécutifs, qui pourront se développer.

L'*âge* du sujet importe beaucoup d'abord, parce que les désordres seront plus accusés chez le vieillard, et ensuite parce que la réaction indispensable au retour *ad integrum* est moins franche.

Avec la *diathèse* strumeuse, l'entorse fémoro-tibiale a de grandes chances pour amener ces inflammations profondes et chroniques terminées par l'altération des os et la surface des cartilages.

Enfin, une fois la guérison obtenue, il reste souvent une faiblesse des ligaments, un empâtement qui prédispose à des récidives, ou tout au moins une raideur articulaire qui, indépendamment d'un peu d'hydarthrose qui peut persister indéfiniment, cause une gêne notable de la marche.

§ II. — *Du traitement.*

Nous n'avons nullement l'intention de relater et d'exposer tout au long les traitements si divers que l'on a pu diriger contre l'entorse ; nous ne mentionnerons que les principaux, en essayant d'établir clairement à quel moment de la maladie ils trouveront leur application.

Le traitement de l'entorse présente théoriquement cinq indications que nous poserons comme il suit :

Prévenir et combattre l'inflammation ;

Réunir les parties ;

Rendre à l'articulation sa force et sa liberté.

Voici ce qu'il faut faire ; par quels moyens y arriverons-nous ?

I. *Si la lésion est récente et que l'inflammation ne soit pas entièrement développée*, nous pourrons, à moins qu'il n'y ait fracture et inflammation par trop vive, *fléchir la jambe aussi complètement que possible et l'étendre ensuite.* Quoique ce moyen ait été préconisé peut-être en vue d'idées théoriques (réduction d'un cartilage semi-lunaire luxé), il paraît qu'il a été couronné de succès entre les mains de Bonnet et de Leroy.

Le *massage*, lui aussi, s'est montré souvent favorable, et Bonnet, qui s'en déclare partisan, dit cependant qu'il émousse peut-être momentanément la sensibilité de la jointure, sans modifier en rien l'inflammation. Quoi qu'il en soit, cette pratique ne s'adressera qu'aux cas légers et récents.

L'*immobilisation*, voilà pour nous le moyen le plus efficace et le traitement par excellence de l'entorse du genou. Si, pour être resté longtemps dans un appareil, ou plus probablement par le fait de la maladie, le membre conservait un peu de raideur, on en aurait certainement vite raison à l'aide de petits mouvements méthodiques que l'on imprimerait à l'articulation. Grâce à cette méthode, le liquide ne tardera pas à diminuer dans la jointure, et c'est quelquefois en vain que l'on se serait adressé aux autres moyens pour combattre l'hydarthrose.

Bonnet, Baudens, repoussent les émollients, les répercussifs, tels que l'eau-de-vie camphrée, l'eau blanche, qui échauffent la partie, et vont ainsi à l'encontre du but que l'on se propose.

Il n'en est pas de même du froid, que l'on pourra appliquer, comme le veut Bonnet, sous forme de compresses réfrigérantes, le membre étant dans une gouttière. Ce moyen est excellent, mais, pour en retirer quelque bénéfice, il est indispensable de changer les compresses au moins tous les quarts d'heure.

II. *Les phénomènes inflammatoires sont développés*. Tous les moyens précédents ne seraient que d'une utilité secondaire, quelques-uns nuisibles peut-être. Si les phénomènes inflammatoires sont modérés, on n'obtiendra pas grand'chose des sangsues, de la saignée et du tartre stibié, qui cependant ont été conseillés.

C'est surtout à l'immobilisation qu'il faudra recourir dans ces conditions, tandis que l'on instituerait le traitement de l'arthrite aiguë si la réaction inflammatoire était violente.

III. *L'entorse dure depuis longtemps*. Il est toujours resté de l'empâtement avec ou sans douleurs, l'articulation est affaiblie, et partant prédisposée à de nouvelles en-

torses. C'est dans ces conditions que l'usage d'une genouillère bien faite en tissu élastique ou en peau pourra
être d'un grand secours au malade par la compression
régulière qu'elle exercera sur l'articulation.

On pourra prescrire en même temps les douches froi-
des ou tièdes sur la jointure affectée, s'il restait un peu
de phlegmasie, tandis qu'en absence d'arthrite, s'il per-
sistait de la gêne et de la raideur, les mouvements méthodiques devraient être conseillés.

Enfin, « dans les cas graves, dit M. Panas, il faudra
faire porter au malade un tuteur métallique à deux
branches, se prolongeant jusqu'au pied, et emboîtant
parfaitement la cuisse jusqu'à l'ischion. »

Paris. A. PARENT, imprimeur de la Faculté de Médecine, rue Mr-le-Prince, 31.

281

9 782019 270476